DU TRAITEMENT DE LA SYPHILIS

PAR

Les Injections hypodermiques

DE

PEPTONATE DE MERCURE

PAR

Le Dr GIRERD

EX-CHIRURGIEN DE L'HOPITAL TEMPORAIRE DE BEYLERBEY
MÉDECIN DE L'HOPITAL INTERNATIONAL DE PANCALDY, MEMBRE DE L'ACADÉMIE
DE MÉDECINE DE CONSTANTINOPLE, ETC.

DEUXIÈME ÉDITION

PARIS
AUX BUREAUX DU *NOUVEAU JOURNAL MÉDICAL*
16, RUE GRANGE-BATELIÈRE

1880

DU TRAITEMENT
DE LA SYPHILIS

PAR

Les Injections hypodermiques

DE

PEPTONATE DE MERCURE

PAR

Le Dr GIRERD

EX-CHIRURGIEN DE L'HOPITAL TEMPORAIRE DE BEYLERBEY
MÉDECIN DE L'HOPITAL INTERNATIONAL DE PANCALDY, MEMBRE DE L'ACADÉMIE
DE MÉDECINE DE CONSTANTINOPLE, ETC.

DEUXIÈME ÉDITION

PARIS
AUX BUREAUX DU *NOUVEAU JOURNAL MÉDICAL*
16, RUE GRANGE-BATELIÈRE

1880

DU PEPTONATE DE MERCURE

DANS LE TRAITEMENT

DE LA SYPHILIS

Les médecins se sont toujours préoccupés de rechercher le meilleur moyen de faire pénétrer le mercure dans l'économie : on l'a prescrit sous toutes les formes pour en faciliter l'absorption par les voies digestives, mais beaucoup d'estomacs sont demeurés rebelles à ce mode d'administration, et le mercure a continué à provoquer de la salivation, des dyspepsies, des gastrites rebelles, des diarrhées, etc.

Le mercure a encore été donné sous formes de bains généraux et de frictions, mais cette méthode offre beaucoup d'inconvénients, et on a reproché aux frictions, non sans raison, de ne pas permettre le dosage du mercure, d'être malpropres, de provoquer tout aussi facilement la salivation, et d'exposer en outre aux inflammations cutanées, qui obligent souvent à interrompre le traitement. De plus, les malades ne s'y soumettent pas volontiers, parce que, en le suivant, il leur est bien difficile de cacher à leur entourage, à leurs proches, l'affection dont ils sont atteints.

On a donc cherché un procédé qui permette d'administrer les préparations mercurielles par la voie hypodermique.

Dans ces dernières années, la pratique des injections

hypodermiques a pris une grande extension ; c'est qu'elle permet, en effet, d'employer des substances qui, pour une raison quelconque, ne peuvent être introduites par les voies digestives, ou dont on demande une action rapide, énergique et sûre, à une dose parfaitement déterminée. Ajoutons à cela que ce mode d'administration jouit de propriétés thérapeutiques autant locales que générales et spéciales, qui n'ont pas été encore parfaitement analysées par les physiologistes. C'est ainsi qu'on fait des injections hypodermiques de morphine, d'atropine, de quinine, de chloroforme, d'acide phénique, d'ergotine, d'éther, etc., etc., si bien que la seringue de Pravaz est devenue le complément indispensable de la trousse du médecin.

En 1868, Ambrosoli, de Milan, a proposé les injections hypodermiques faites avec le mercure soluble d'Hanneman, et, plus tard Lewin de Berlin a pratiqué des injections d'une pleine seringue, l'une, d'une solution de sublimé à 3 pour 400 (1).

Mais la plupart des médecins qui ont suivi cette méthode ont été obligés de l'abandonner, à cause des accidents locaux qui en étaient la conséquence, et des douleurs intolérables qu'elle provoquait quelquefois, quoique son innovateur la défendît toujours.

C'est alors qu'on a essayé de la modifier en la corrigeant de cette façon : contre l'élément douleur, on a ajouté de la morphine ; contre les effets caustiques du médicament, on a ajouté du chlorure de sodium (Cullingsworth (2), Sigmund (3). On s'est encore servi de cyanure de mercure en solution à 25 p. 400.

1. *Annalen der Charité*. 14 Band, 1868.
2. On the subcutaneous injections of mercury. *Lancet*, mai 1867.
3. Ueber neuere Behandlungsweisen der Syphilis. *Wiener Klinik*, october, 1876.

L'usage du calomel en suspension dans la glycérine ou dans une solution gommeuse a été, un peu plus tard, vanté par Scaranzio de Milan.

On observait toujours des accidents locaux. Successivement, on a, sans plus de succès, essayé les phosphates, les acétates, les lactates, les biodures de mercure; enfin Staub a proposé l'injection sous-cutanée de mercure sous forme de solution de sublimé libre d'acide, et ne précipitant pas l'albumine, c'est-à-dire sous forme de solution *chloro-albumineuse*.

Voici sa formule : Sublimé . . .	1,25
Chlorure d'ammonium .	1,25
Chlorure de sodium. . .	4,15
Eau distillée.	2,50
Blanc d'œuf	n° 1

Cette préparation eut beaucoup de succès. C'était, en effet, la meilleure, mais elle offrait encore beaucoup de desiderata qu'il fallait combler.

Un zélé partisan de la méthode hypodermique, M. le Professeur Bamberger, entreprit une série d'expériences pour arriver à une combinaison du mercure assimilable et non caustique. Ses efforts aboutirent et il prépara *l'albuminate soluble de mercure* (lôsliches Quecksilberalbuminat) (1). Il précipita la solution de sublimé avec de l'albumine d'œuf très diluée, fit dissoudre ce précipité par une solution de sel de cuisine, puis, filtrant le tout, obtint un liquide clair ou très opalescent. Cette solution préparée avec la plus grande attention donne sur un centimètre cube, que représente environ 1 gramme de liquide, 1 centigramme de mercure pur, qui est injecté en une fois. La préparation de Bamberger

1. Wien. Med. Wochenschr. 11, 1876.

ne diffère pas beaucoup de celle de Staub, mais elle a pourtant, sur celle-ci, l'avantage d'être beaucoup plus stable et de contenir, sous le même volume de liquide, une plus grande quantité de mercure, étant donné que la solution de Staub n'en contient que 5 millig. pour un gramme. Bamberger, avant de donner son albuminate au public, l'a essayé sur beaucoup de malades. Il a constaté que l'action locale du médicament a été généralement inoffensive : les indurations tenaces, les phlegmons et autres irritations de la peau, ne se sont pas présentés, et la solution a causé aussi peu de douleur au malade, qu'une simple injection de morphine (*Eben so venig eine œrtliche Reizung hervorruft vie eine Morphium-loesung*). L'absorption du mercure a été très rapide, puisque le professeur Ludwig a pu déjà, après la première injection, la constater dans l'urine des malades, par une méthode qui lui est particulière. La salivation a paru beaucoup plus tard, et les affections de la muqueuse buccale n'ont jamais paru.

Les malades ont pris de l'embonpoint et les phénomènes syphilitiques ont commencé à disparaître après la cinquième injection. L'albuminate de mercure a été employé dans les hôpitaux de Vienne, et a été l'objet de communications intéressantes à la société de médecine (1) et de publications dans les journaux (2). Malgré la difficulté et la délicatesse de la préparation chimique, perfectionnée encore par Hamburger (3), on a toujours obtenu un liquide clair ou très opalescent, conditions principales pour la pureté du médicament; mais, ces qualités *sine qua non* de la solution n'étaient pas dura-

1. Med. Wochenschrift, 44, 1877.
2. Gessellschaft der Aerzte. Sitzung 20 octobre 1876.
3. Medizinische Presse. 27 août, 3 et 17 septembre, par Grünfeld. — Med. Wochenschrift 45, 1876. Neumann.

bles; la préparation, surtout le filtrage, étaient toujours difficiles, et le médicament devait toujours être fraîchement préparé, condition qu'on ne pouvait remplir toutes les fois.

Devant ces inconvénients qui rendaient l'usage du médicament difficile, Bamberger a essayé d'employer, à la place de l'albumine, *la peptone* qui est soluble dans l'eau, et dont les solutions ne se troublent pas comme celles de l'albumine (1). « La préparation du peptonate de mercure, dit Bamberger, est si facile et si simple, que quiconque possède une balance et des vases gradués peut la préparer. » Il emploie la peptone de la viande (*Fleischpepton*), qu'il fait venir de Londres, de chez M. Stephan Derby, Leadenhall street 110, et la prépare ainsi que suit :

Il prend une solution de sublimé avec 5 0/0 d'eau distillée, et une solution de sel commun de 20 0/0; il dissout un gramme de peptone dans 50 centimètres cubes d'eau distillée, qu'il filtre ; dans ce liquide filtré il ajoute : 20 centimètres cubes de la solution de sublimé, un précipité se forme ; il le dissout avec la quantité nécessaire de la solution de sel commun (environ 15 à 16 centimètres cubes) ; il verse toute la solution dans un vase gradué et il ajoute de l'eau distillée, jusqu'à 100 centimètres cubes. Tout le liquide contient ainsi, comme dans l'albuminate, 1 pour 100 de mercure; et chaque centimètre cube de la combinaison représente un centigramme de mercure pur. Le liquide reste couvert et tranquille pendant quelques jours. Des nuages se forment ; on les éloigne par un second filtrage. La solution ainsi préparée dure beaucoup plus que celle d'albuminate. Une solution pareille, préparée par Bamberger, est restée inal-

1. Mediz. Wochenschrift, 14.

térée pendant 3 mois. Si, même avec le temps, un précipité floconneux se forme, ce qui provient de l'albumine que la peptone contient nécessairement, le liquide clair qui surnage est bon néanmoins à être employé.

Si on examine le côté chimique du peptonate de mercure, on voit que ce dernier est le produit de la combinaison de trois substances: peptone, chlorure de sodium et sublimé. Il est intéressant de savoir quelle est celle des deux substances qui, unie au sublimé, le neutralise. Quand on prépare le médicament, on voit que, dès que le sublimé est mis en contact avec la peptone, il se précipite, et ce précipité est dissous par le chlorure de sodium; probablement le chlorure de sodium étant en rapport avec le sublimé, lui enlève une partie de chlore et il se forme un chlorure de mercure, c'est-à-dire du calomel qui, on le sait, n'a point d'action caustique, mais qui gagne la propriété d'être absorbable, et la substance albumineuse étant intimement unie, contribue seulement à la plus facile assimilation, tout en augmentant l'innocuité de son action locale. Peut-être aussi l'ensemble de ces substances produit-il les qualités du peptone de mercure. Les chimistes ne se sont pas prononcés encore, attribuant à cette préparation les mystères de la combinaison chimique des corps.

Voici, d'après les auteurs et surtout Sigmund, quelles sont les règles à observer, quant au côté technique de l'opération :

1° La dose de chaque injection doit être d'un gramme de liquide, c'est-à-dire d'une pleine seringue de Pravaz pour les adultes, ct de 2 à 6 gouttes de la même seringue, qui représente 1 à 3 milligrammes de mercure pur, pour les enfants.

2° Les injections doivent être pratiquées aux lieux d'élection suivants : les bras, les épaules, le dos ou la poitrine, selon les cas et les individus, mais toujours de préférence sur les parties du corps les moins exposées aux irritations extérieures. Eviter encore les endroits du côté desquels le malade se couche ordinairement.

3° Les injections doivent être distantes de 2 à 3 centimètres.

Leur nombre doit être de 10 à 20, et ne pas dépasser 28, en général. On les pratique tous les jours, ou tous les 2 ou 3 jours, selon la sensibilité du malade et les effets que l'on observe ; toutefois une petite interruption dans le traitement ne peut être nuisible.

4° La méthode ne saurait être appliquée sans inconvénients chez les personnes prédisposées aux inflammations et aux gangrènes de la peau (diabétiques, etc.); non plus que chez les épileptiques, et les femmes enceintes.

5° Une seringue ordinaire de Pravaz, montée en gutta-percha est suffisante, mais son aiguille doit être lisse et luisante et sa pointe très acérée ; elle doit être introduite très rapidement dans le tissu cellulaire sous-cutané.

Le liquide doit être expulsé *lentement*, le médecin ayant soin de l'étendre en exerçant avec le doigt une pression modérée et en faisant, au besoin, une légère friction sur la peau, afin de mieux diviser le liquide. L'aiguille est ensuite extraite rapidement.

6° Cette seringue ne peut, sans danger, servir à un autre usage; on se gardera bien surtout de l'employer pour des sujets non syphilitiques. Il serait préférable en clientèle, du moins, d'avoir une seringue pour chaque malade.

7° Il faut que la canule de la seringue soit soigneusement nettoyée après chaque injection. Pour cela, on ne doit pas oublier qu'au bout d'un certain nombre d'injections le sel de mercure finit par se déposer dans la canule et l'attaquer, quel qu'en soit le métal ; qu'il ne suffit pas d'y injecter de l'eau pure, mais qu'il faut encore y insuffler de l'air à l'aide d'une poire en caoutchouc afin de la sécher complétement. On y introduit alors un peu d'huile et puis le fil de platine.

8° En se servant de la seringue éviter de se piquer ou de piquer toute autre personne non affectée, car ce serait là un danger sérieux d'infection.

9° Ce traitement général ne doit pas faire perdre de vue le traitement local des accidents qui peuvent se produire du côté de la peau ou des muqueuses, et surtout des ulcères, des lésions de la bouche et tout spécialement du pharynx. On doit recommander également, comme mesure préventive, d'entretenir la bouche dans le plus grand état de propreté.

L'observation rigoureuse de ces règles atténue la douleur, à la vérité insignifiante, mais que produit néanmoins la piqûre de la peau et la séparation traumatique des éléments du tissu cellulaire. Si le malade s'en plaint après l'injection, ou s'il y a une irritation locale, avec soulèvement de la peau, on fera bien d'appliquer des compresses d'eau froide, et on lui recommandera, en outre, de ne pas se donner trop de mouvements, et d'éviter surtout le froid.

On ne doit pas instituer ce traitement aussitôt l'induration du chancre constatée, il faut attendre que les symptômes secondaires soient parfaitement accentués, à la suite de l'apparition de la roséole, de la pléiade ganglionnaire, etc.

Les formes tardives de la syphilis exigent un plus grand nombre d'injections, et d'après Neuman, elles disparaissent plus vite par la méthode des frictions. Sigmund, lui, affirme qu'il a toujours vu disparaître rapidement les exanthèmes papuleux, maculeux et squameux, les inflammations syphilitiques du pharynx et du larynx; puis, mais plus lentement, les syphilides pustuleuses, les engorgements ganglionnaires, et les inflammations diffuses des muscles, des tendons, du périoste, et du périchondre des os.

Lewin a obtenu de fort beaux succès dans les cas d'iritis; le psoriasis palmaire et plantaire cède assez rapidement : selon lui, les affections des muqueuses sont plus rebelles que les affections cutanées, et les gommes ont beaucoup de peine à se laisser attaquer.

Telles sont les seules données que nous possédions touchant la forme et le *stadium* de la syphilis pendant lesquels on devrait employer le médicament, Bamberger n'en ayant jamais donné de plus spéciales ni de plus précises. Le peptonate de mercure serait donc plus spécialement indiqué dans les accidents secondaires pendant lesquels les affections de la peau et des muqueuses prédominent, comme aussi pour les enfants au-dessus de 3 mois, ou, chez les adultes, dans les cas qui ont résisté à tout traitement anti-syphilitique.

Si la première préparation de Bamberger, l'albuminate de mercure, a eu le succès que nous avons décrit plus haut, celle du peptonate remplissant les lacunes techniques de la première, a été supérieure et mise en général en pratique dans le grand hôpital de Vienne, à l'hôpital des enfants de Sainte-Anne, et dans beaucoup d'autres hôpitaux, par un nombre considérable d'expérimentateurs.

Sans escompter les publications ultérieures qui auront pour objet les observations faites sur le peptonate de mercure, nous pouvons dire que, dans les cas suivis par nous, sur un certain nombre de malades, à l'hôpital de Sainte-Anne et à la clinique du professeur Zeissl, les effets locaux ont toujours été insignifiants, les malades, en général, ont très bien supporté la médication, la salivation a été insignifiante, sauf dans un cas, et les phénomènes syphilitiques, surtout chez les enfants, ont commencé à disparaître après la sixième injection. Ces bons résultats ont été obtenus par beaucoup de professeurs et d'autres médecins, comme nous avons eu occasion de nous en convaincre. L'injection a toujours été faite avec beaucoup de soin, la préparation chimique fraîche et pure, le traitement local des manifestations syphilitiques, les soins de propreté de la bouche et l'hygiène des malades, n'ont jamais été négligés.

Nous avons, pour notre compte, expérimenté aussi cette méthode dans notre service de l'*Hôpital International*, à Constantinople, et nous avons obtenu des résultats thérapeutiques identiques à ceux annoncés par le professeur de Vienne, sans accidents locaux d'aucune sorte. Une seule fois, chez un malade que nous voyions avec M. le Dr Panas (de Constantinople), nous avons observé, après une injection, des accidents inflammatoires qui nous ont fait redouter un instant le développement d'un phlegmon, mais qui n'ont pas eu de suites. Nos observations personnelles sont encore trop peu nombreuses pour nous permettre de tirer des conclusions, cependant elles viennent étayer les faits énoncés par le créateur de la méthode.

Enfin, Paikert a (1) fait plus de 5,000 injections, et la moyenne du traitement dans chaque cas, a été de 44 jours ; Œdsmansan a traité 123 cas ; Sigmund 831 ; Neuman qui relate ces faits dans un remarquable article de bibliographie (2), rapporte aussi l'observation de

1. Allgem. militœr. Aertz. Zeitung, 1870.
2. Hypodermatische Quecksilber. Behandlung der syphilis, in Medizinische Jarbücher, Wien, 1877.

40 sujets qu'il a ainsi traités. Dans tous ces cas traités par des solutions différentes, les faits ont prouvé, d'après le consensus de tous, la supériorité du peptonate de mercure. Les résultats obtenus par M. le Dr Stécoulis, publiés dans la *Gazette médicale d'Orient*, et ceux qu'il nous a communiqués de vive voix, viennent encore à l'appui des précédents.

En définitive (1), les principaux avantages de la méthode sont : le dosage précis de la quantité de mercure administré, les petites quantités de l'agent spécifique qui suffisent pour faire disparaître les symptômes de la maladie (de 15 à 25 centigrammes de mercure), l'état indemne des organes digestifs, enfin la rapidité d'élimination d'une aussi petite quantité de mercure ; ce dernier fait pourra même amener les antimercurialistes à appliquer la méthode ; en effet, on ne peut prétendre sérieusement que d'aussi petites quantités de mercure puissent exercer sur la constitution générale de l'individu une influence bien fâcheuse. La propreté avec laquelle le médicament s'administre ; la rareté relative de la stomatite, et la rapidité ordinaire de la guérison sont encore à noter ; si donc la méthode par injections sous-cutanées ne peut être substituée d'une manière absolue aux autres modes de traitement de la syphilis, le professeur pense néanmoins qu'elle est appelée à les remplacer dans l'immense majorité des cas.

Les adversaires de la méthode ont observé l'apparition de la fièvre, l'élévation de la température jusqu'à 40°, de l'insomnie, les diarrhées profuses, la production d'abcès et d'eschares, et nombre d'autres accidents dont ils ont fait des tableaux plus ou moins effrayants ; ces accidents sont très faciles à éviter quand on prend les précautions

1. Gaston Du Pré (chirurgie).

fort simples citées plus haut; à cette condition ils ne se produisent jamais.

Bambergera déclaré, dans sa première communication, qu'en donnant à la thérapeutique le peptonate de mercure, il ne pensait cependant pas écarter du traitement de la syphilis les autres méthodes, et surtout la cure par les frictions, propagée avec tant de succès par le professeur Sigmund (*Inuctionskur*), mais qu'il croyait pourtant que sa médication pourrait, dans certaines formes de la syphilis, rendre de véritables services, comme aussi lorsque les malades ne peuvent supporter l'usage interne du mercure, ou lorsque les frictions et les bains généraux les gênent dans leurs occupations. Quant aux récidives de la syphilis, le peptonate de mercure pas plus que toute autre préparation, ne saurait les prévenir, et nous avons eu nous-même l'occasion de les observer chez quelques malades, surtout chez les adultes.

PARIS. — IMP. V. GOUPY ET JOURDAN, RUE DE RENNES, 71.

www.ingramcontent.com/pod-product-compliance
Ingram Content Group UK Ltd.
Pitfield, Milton Keynes, MK11 3LW, UK
UKHW021150230726
13926UKWH00001B/29